Bibliografische Information der Deutschen Nationalbibliothek:

Die Deutsche Bibliothek verzeichnet diese Publikation in der Deutschen Nationalbibliografie; detaillierte bibliografische Daten sind im Internet über http://dnb.d-nb.de/ abrufbar.

Impressum:

Druck und Bindung: Books on Demand GmbH, Norderstedt Germany
ISBN: 9783668350564

Dieses Buch bei GRIN:

http://www.grin.com/de/e-book/345225/praeklinische-versorgung-eines-spannungs-pneumothoraxes

Dennis Oldenburg

Präklinische Versorgung eines Spannungspneumothoraxes

Entlastungspunktion oder Pleuradrainage

GRIN Verlag

Fallstudie
zur Anerkennnung des Titels
Dipl. Rettungssanitäter HF

Der Spannungspneumothorax
Entlastungspunktion oder Thoraxdrainage?

medi Zentrum für medizinische Bildung
Rettungssanität
09.10.2016

Erstellt von:

Dennis Oldenburg

Inhaltsverzeichnis

Abbildungsverzeichnis

Tabellenverzeichnis

1 Einleitung

Diese Arbeit entstand im Rahmen des Anerkennungsverfahrens vom staatlich geprüften Rettungsassistenten zum Diplom Rettungssanitäter HF. In dieser Arbeit möchte der Verfasser die Therapiemöglichkeiten bei einem Thoraxtraumer beleuchten und sich mit diesen auseinandersetzen. Denn wie bei allen anderen Bereichen der Notfallmedizin findet hier auch ein stetiger Wandel statt. Evidenzbasierte Vorgehensweisen werden durch neue Studienlagen aktualisiert und angepasst.

1.1 Wahl und Zweck des Themas

In der täglichen rettungsdienstlichen Arbeit ist das Thoraxtrauma ein Notfall, der nicht häufig vorliegt. Aus diesem Grund ist der Zweck dieser Arbeit, sich die Eigenschaften wie Anatomie, Physiologie und Pathophysiologie wieder ins Gedächtnis zu rufen. Der weitere Zweck dieser Arbeit ist, sich mit den bestehenden Behandlungsempfehlungen auseinander zu setzen und diese zu hinterfragen.

1.2 Fragestellung

Die Fragestellung dieser Arbeit liegt darin, ob die Handlungsempfehlungen dem aktuellen Stand der Wissenschaft entsprechen und ob die empfohlenen Maßnahmen überhaupt ihre gewünschte Wirkung zeigen. Weiter wird ein Ergebnis gesucht, wie die Patienten suffizienter behandelt werden können und ob an der Materialausstattung des Rettungsdienstes gearbeitet werden muss.

1.3 Abgrenzung

In der vorliegenden Arbeit wird insbesondere auf das Thoraxtrauma mit den Folgen von Rippenfrakturen, des Pneumo-, offenen Pneumo-, Spannungspneumo und Hämatothorax eingegangen. Verletzungen des Herzens, der grossen Gefäße und der Lunge werden ausgeschlossen. Für den folgenden Situationsbeschrieb liegt eine stumpfe Thoraxverletzung vor. Aus diesem Grund wird nur oberflächlich auf das penetrierende Thoraxtrauma eingegangen.

1.4 Vorgehensweise

In dieser Arbeit wird zunächst eine Situationsbeschreibung eines realen Einsatzes abgegeben. Diese Beschreibung entspricht den vor Ort getroffenen Maßnahmen. Im nächsten Abschnitt wird auf das Thoraxtrauma und die Behandlung theoretisch eingegangen. Dieser Abschnitt wurde nach einer Literaturrecherche und Auswertung erstellt. Die genutzten Quellen sind jeweils angegeben und nachprüfbar. Im dritten Teil der Arbeit setzt sich der Verfasser mit den jeweiligen Maßnahmen auseinander und stellt sein Fazit im Kontext der Fragestellung vor.

2 Situationsbeschrieb

An einem Sonntagnachmittag im Juli befuhr der Patient mit seinem Motorrad den Furkapass in Richtung Oberwald von Belvedere kommend. Durch einen plötzlich einsetzenden Regenschauer war die Fahrbahn nass und rutschig. Der Patient fuhr mit ca. 70 km/h talwärts, als er nach einer Kurve die Kontrolle über sein Fahrzeug verlor. Er stürzte mit dem Motorrad und schlitterte mit diesem über die andere Straßenseite in einen durch Felsen gesäumten Grünstreifen. Der Patient kollidierte dabei frontal mit mehreren Felsen und blieb bewusstlos an einem liegen. Nachfolgende Passanten alarmierten daraufhin den Rettungsdienst und die Polizei.

Durch die Einsatzzentrale des Kantons Wallis wurde primär eine Ambulanz, als P1 mit dem Stichwort „Motorradunfall, Person männlich ca. 60 Jahre, nicht ansprechbar“ zu dem Einsatz entsendet.

Nach der ca. 25 minütigen Anfahrt zur Einsatzstelle und der darauf folgenden Situationseinschätzung begann das Team mit der Versorgung des Patienten. Dieser war mittlerweile wieder bei Bewusstsein und hatte sich aufgesetzt und selbstständig den Helm entfernt. Hierfür wurde ein Primary Survey durchgeführt.

2.1.1 Primary Survey

In den General Impressions wurde zunächst keine Besonderheit festgestellt. Es waren keine Großen Verletzungen sichtbar. Nach der Ansprache des Patienten wurde das ABCDE-Schema durchgeführt, lieferte:

2.1.2 ABCDE-Schema

2.1.2.1 A – Airway Management & Cervical Spine Stabilization

Der Patient spricht mit dem Rettungsdienstpersonal und im Mund zeigten sich keine Fremdkörper oder Blut. Das zweite Teammitglied begab sich direkt hinter den Patienten und stabilisierte die HWS. Es erfolgte hier sofort eine Stabilisierung mit Hilfe eines X-Collars.

2.1.2.2 B – Breathing and Ventilation

Der Patient atmete selbständig. Er zeigte sich mit einer Atemfrequenz von ca. 22 Atemzügen pro Minute tachypnoeisch, zudem klagte der Patient selbst über Dyspnoe.

2.1.2.3 C – Circulation (Hemorrhage & Perfusion)

Bei der Blutungskontrolle wurden keine offensichtlichen Verletzungen festgestellt. Um die Perfusion beurteilen zu können wurde die Herzfrequenz, festgestellt. Weiter wurde die Rekapillarisierungszeit getestet, diese lag unter zwei Sekunden. Eine Messung der Sauerstoffsättigung ergab unter Raumluft ein Ergebnis von 92%. Der Blutdruck lag bei 130/70 mmHg. Eine Kontrolle der Pupillen ergab, zwei isokore, lichtreagible Pupillen ohne Verzögerung. Die Temperatur wurde nur per Hand sensorisch gefühlt und es konnte keine Abweichung festgestellt werden. Der Feuchtigkeitsstatus der Haut konnte nicht erfasst werden, da durch den Regen die Haut nass war.

2.1.2.4 D – Disability

Um den Bewusstseinszustand und die zerebralen Funktionen des Patienten darzustellen, wurde er nach der Glasgow Coma Scale (GCS) bewertet. Er erhielt bei der Bewertung die maximale Punktzahl von 15 Punkten. Er öffnete die Augen spontan (4 Punkte), er war Konversationsfähig und orientiert (5 Punkte). Weiter folgte er den Aufforderungen nach Bewegungen der Extremitäten und es gab keine Einschränkungen der motorischen Funktionen (6 Punkte). Abschließend erhielt er im AVPU-Schema das Ergebnis A.

2.1.2.5 E – Expose/Environment

Um die Verletzungen zu lokalisieren wurde ein Bodycheck durchgeführt. Dieser ergab eine Rippenserienfraktur der Rippen 6-8 auf der linken Thoraxhälfte, sowie Schmerzen am linken Knie, welches aber frei beweglich war. Die Schmerzen waren bei VAS 7. Weiterhin waren multiple Schürfwunden an den unteren Extremitäten zu erkennen. Der Thorax wurde daraufhin entkleidet und es traten einige Prellmarken auf der linken Thoraxhälfte in Augenschein. Der Bauch in allen 4 Quadranten war weich.

2.1.3 Behandlung des Patienten & Secondary Survey

Der Patient wurde direkt mit zwei grosslumigen (16G) venösen Zugängen an den oberen Extremitäten versorgt, an diese wurden jeweils 500ml Ringer Acetat Infusionslösung angeschlossen. Das infundieren der Infusion erfolgte langsam. Weiterhin erhielt der Patient über eine Maske mit Reservoir 6 Liter Sauerstoff pro Minute. Gegen die Schmerzen erhielt der Patient 0,1 mg Fentanyl i.V. und als Emesisprophylaxe 1mg Kytril.

Der Patient wurde anschließend durch eine Schaufeltrage aufgenommen und in die Ambulanz verbracht. Folgend wurde ein Second Survey durchgeführt. Bei der Auskultation der Lunge zeigte sich hierbei ein stark abgeschwächtes Atemgeräusch auf der linken Hälfte. Aufgrund der topologischen Lage und des Verletzungsmusters wurde über die Kantonale Einsatzleitstelle ein Hubschrauber nachgefordert. Die Vitalparameter des Patienten waren mit: RR 137/72 mmHg, HF 118 pro Minute, SpO_2 96% unter 6l Sauerstoff über Maske mit Reservoir. Zudem wurde ein 4-Kanal EKG angelegt. Dieses zeigte eine normale Sinustachycardie. Um die Anamnese des Patienten zu verfeinern wurde mit Hilfe des AMPLE-Schemas weitere Daten erhoben: Allergien: keine, Medikamente: keine, persönliche medizinische Vorgeschichte: Operation am Knie im Jahr 2010,: ca. 11:30 ein Sandwich und eine Coca-Cola, kein Alkohol, Ereignisse: keine nennenswerten.

Im Verlauf verschlechterte sich die Dyspnoe beim Patienten rapide, sodass die Sauerstoffzufuhr auf 10l pro Minute erhöht wurde und der SpO_2 so bei 95% gehalten werden konnte.

2.1.4 Eintreffen weiterer Rettungsmittel und Übergabe des Patienten

Nach eintreffen des Patienten und einer detaillierten Übergabe an den Notarzt der Air Zermatt, verschaffte sich dieser einen Überblick vom Patienten. Auffällig war, die rasante Verschlechterung des Patienten. Er zeigte ein rasch zunehmendes Hautemphysem sowie gestaute Halsvenen. Nach kurzer Besprechung wurde die weitere Verfahrensweise zur Behandlung des Patienten festgelegt. Diese sah vor den Patienten zu narkotisieren und ihm eine Thoraxdrainage zu legen. Das Personal des Rettungsdienstes bereitete daraufhin die Narkose für den Patienten vor. Als einleitendes Medikament wurden 10mg Midazolam sowie 0.5 mg Fentanyl verlangt, zur Relaxierung wurde eine Ampulle Lysthenon 2%, 5ml verwendet (entspricht 20mg Suxamethoniichloridum). Für die Aufrechterhaltung der Narkose wurden 40mg Propofol vorbereitet. Die Medikamentengabe erfolgte über den leitenden Rettungssanitäter und der Notarzt intubierte den Patienten mit einem 8.0 Trachealtubus. Nach der Lagekontrolle des Tubuses wurde dieser mit einem Thomas Holder fachgerecht fixiert. Der Patient wurde mit 100% Sauerstoff, AMV 10l und AF 11/min über ein Oxylog beatmet.

Nachfolgend wurde durch den Notarzt eine Thoraxdrainage durchgeführt. Der Patient wurde in den Helikopter umgelagert und mit folgenden (Verdachts-) Diagnosen ins Inselspital Bern überflogen: Zustand nach Motorradunfall mit einer Geschwindigkeit von über 30 km/h, Rippenserienfraktur der Rippen 6-8 des linken Thorax, Spannungspneumothorax links, Kontusion des linken Knies, multiple Schürfwunden.

Der bodengebundene Rettungsdienst brach daraufhin den Einsatz ab und fuhr zum retablieren und reinigen, nicht Einsatzbereit, zurück auf die Basis.

3 Das Thoraxtrauma

Alle Verletzungen können durch stumpfe und penetrierende Mechanismen entstehen, dies gilt ebenso für das Thoraxtrauma. Von allen traumatischen Verletzungen sind ca. 15% Thoraxverletzungen, deren Großteil aus stumpfen Thoraxläsionen bestehen. Bei 75% der polytraumatisierten Patienten bestehen schwere Thoraxverletzungen, die zu 90% als geschlossen und 10% als offen bewertet werden.[1]

Die stumpfen traumatischen Verletzungen entstehen hauptsächlich bei Verkehrsunfällen, Stürzen aus großer Höhe sowie bei anderen Gewalteinwirkungen wie durch das Wegschleudern oder einklemmen. Diese Gewalteinwirkungen und Quetschungen auf den Thorax können massive Auswirkungen auf die innenliegenden Intrathorakalen Organe und deren Anatomie zur Folge haben. Hingegen zu den stumpfen Verletzungen liegen die Ursachen für penetrierende Thoraxverletzungen bei Schussverletzungen, Messerstichen und Pfählungsverletzungen. Beide Arten der Verletzung können daher zu schweren Komplikationen führen.[2]

Die genannten Verletzungen können massive Auswirkungen auf die lebenswichtigen Organe, zur Aufrechterhaltung der Oxygenierung und Zirkulation haben. Eine inadäquate Behandlung oder ein Übersehen, kann den Patienten innert kürzester Zeit vital gefährden. Die Folgen einer inadäquaten Behandlung oder Diagnosestellung sind zum Beispiel, eine Hypoxie, eine Hyperkapnie, eine Azidose oder sogar ein relativer Volumenmangelschock, der aufgrund einer Störung in der Mikrozirkulation mit dem sauerstoffmangelversorgtem Gewebe entstehen kann.[3] Die soeben genannten Zustände können somit auch zu weiteren Komplikationen führen und die Gefährdung des Patienten noch signifikant erhöhen.

[1] Vgl. Henne-Bruhns, Doris: 2012, Seite 883
[2] NAEMT; 2009; Seite 270
[3] NAEMT; 2009; Seite 271

Bevor der Verfasser allerdings auf die weiteren Details, der Diagnosestellung, der Behandlung und der Besonderheiten des Thoraxtraumas eingeht, werden grundlegende Aspekte wie Anatomie und Physiologie des Thoraxes erörtert.

3.1 Anatomie & Physiologie des Thorax

3.1.1 Anatomie

Der Thorax, oder auch Umgangssprachlich als Brustkorb bezeichnet, ist ein hohler zylindriger Knochenkomplex. Dieser setzt sich aus 12 paarigen Rippen, dem Sternum und der Wirbelsäule zusammen. Die oberen 10 Rippenpaare sind nach hinten mit der Wirbelsäule und nach vorn mit dem Sternum, bzw. die letzten beiden mit dem Rippenbogen verbunden. Zudem existieren noch zwei weitere Rippenpaare am untersten Ende, die lediglich mit der Wirbelsäule verwachsen sind. Aus diesem Grund werden die Rippenpaare auch als unechte Rippen bezeichnet. Die Rippen werden durch die Interkostalmuskulatur verstärkt, indem sie die Rippen untereinander verbindet. Versorgt werden diese durch eine Arterie und Vene sowie Nerven, die am unteren Rand der Rippe verlaufen. Allerdings sind dies nicht die einzigen Muskeln die mit dem Thorax in Verbindung stehen. Verschiedene Muskelgruppen, die Brustmuskeln und diverse Rückenmuskeln setzen am Thorax an und sind für die Bewegung der oberen Extremitäten verantwortlich. Zudem schützen sie den Thorax gegen äußere Gewalteinwirkungen.

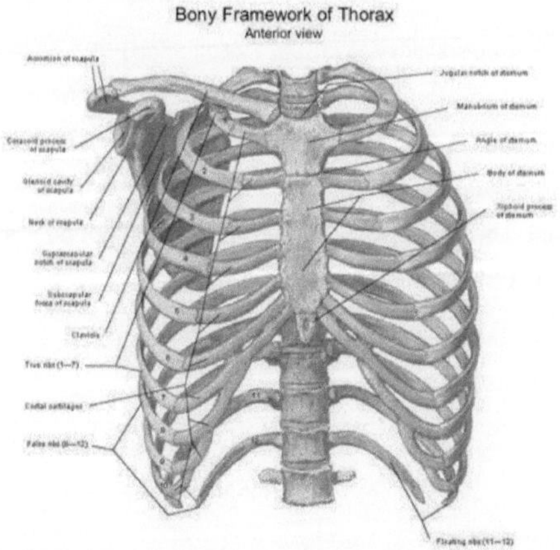

Abbildung 1: Knöchernde Strukturen des Thorax (Quelle: ohne Autor, ohne Jahresangabe, http://masajivarna.com/Galery2/images/Body%20Framework%20of%20Thorax.jpg), Zugriff 13.04.2016

Die Interkostalmuskulatur, das Diaphragma sowie die Atemhilfsmuskulatur mit den Halsmuskeln sind für die Atembewegungen verantwortlich.

Unter der knöchernen und muskulären Struktur befindet sich die parietale Pleura (ugs. Rippenfell) und als umgebende Struktur der Organe die viszerale Pleura (ugs. Lungenfell). Diese beiden Häute sind mit einem Flüssigkeitsfilm verbunden. Durch diesen Flüssigkeitsfilm und entsteht eine Oberflächenspannung, die das kollabieren der Lungen verhindert.

Im Thorax selber befindet sich die Lunge, die mit ihrem linken und rechten Lungenflügel einen Großteil des Thoraxes ausfüllt. Zwischen den beiden Lungenflügeln befindet sich das Mediastinum, in dessen Raum sich das Herz mit den großen Gefäßen, die Hauptbronchen mit der Trachea und Speiseröhre befindet.[4]

3.1.2 Physiologie: Ventilation und Zirkulation

Im menschlichen Thorax befinden sich die Lunge und das Herz. Die beiden Organe sind für das Leben des Menschen existenziell. Die Lunge ist für die Ventilation und das Herz für die Zirkulation im Körper verantwortlich.

3.1.2.1 Lunge – Ventilation

Die Lunge ist im menschlichen Körper für die Sauerstoffversorgung (Ventilation) der Zellen verantwortlich. Anatomisch gesehen ist die Lunge ein Organ, dass in der Gesamtheit aus mehreren Teilen besteht. Zum einen aus den oberen und unteren Atemwegen, der Trachea und der Hauptbronchen, die nicht zum Organ der Lunge gehören und zum anderen die Lunge selbst, die aus zwei Lungenflügeln besteht. Um dies genauer beschreiben zu können ist es notwendig den Atemapparat als ganzes zu betrachten.

[4] NAEMT; 2009; Seite 271

Lunge und Brusthöhle

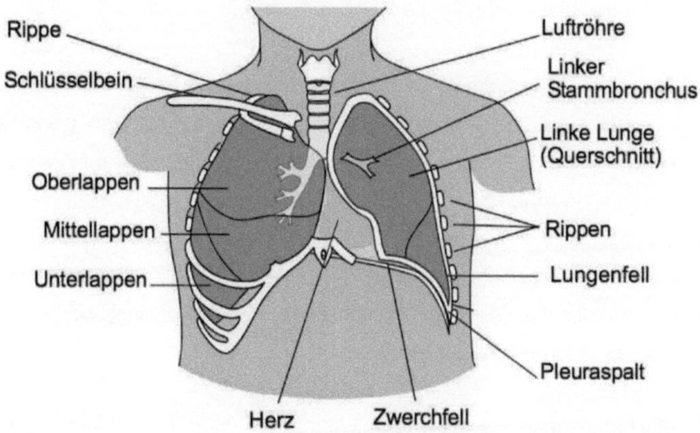

Abbildung 2 Lunge und Brusthöhle, (Quelle: König P., Lipp A.; Lehrbuch für Forschungstaucher; 2007, Seite 2)

Zu den oberen Atemwegen gehören die Nasenhöhlen, der Mund und Rachenraum. Danach folgen der Kehlkopf und die unteren Atemwege zu denen die Trachea und die Stammbronchien gehören. Diese Bereiche sind allerdings nicht am Gasaustausch beteiligt. Sie dienen dem Transport der Luft.

Die Stammbronchien teilen sich ab der Lungenwurzel in fünf Lappenbronchien auf. Auf der linken Seite befinden sich nur zwei Lappenbronchien, damit mehr Platz für das Herz vorhanden ist. In der rechten Seite befinden sich die verbleibenden drei Lappenbronchien. Aus diesen Lappenbronchien gehen die Segmentbronchien hervor, die sich immer weiter in feinere Äste, den Bronchiolen, aufteilen. Diese wiederrum verfeinern sich weiter zu den Alveolengängen wo sie letztendlich in den Alveolen enden. Die Alveolen sind von einer permeablen Membran umgeben, die den Gasaustausch von Sauerstoff und Kohlendioxid ermöglichen[5].

Der Gasaustausch ist ein rein physikalischer Vorgang der Diffusion genannt wird. Damit der Gasaustausch allerdings gewährleistet ist, muss eine ausreichende Ventilation der Lunge vorhanden sein. Weiter muss die Diffusion der Atemgase in den Alveolen ungestört ablaufen können und die Lunge muss ausreichend perfundiert, also durchblutet sein[6]. Für den Gasaustausch stehen einem normalen Erwachsenen circa 140 m^2 Fläche zur Verfügung.

[5] vgl. König P, Lipp A.; Lehrbuch für Forschungstaucher; Seite 1 ff.; 2007
[6] vgl. http://flexikon.doccheck.com/de/Gasaustausch, Zugriff: 15.04.16

Wie soeben erwähnt ist eine ausreichende Ventilation der Lunge für die Diffusion unabdingbar. Die Ventilation wird durch die Inspiration und Exspiration, also dem Ein- und Ausatmen sichergestellt. Hierzu wird die Atemmechanik wie folgt beschrieben:

Inspiration: Das Diaphragma (Zwerchfell) zieht sich zusammen und die Zwischenrippenmuskulatur hebt sich. Somit vergrößert sich das Volumen des Brustraums. Durch diese Volumenerweiterung entsteht in der Lunge ein Unterdruck, dem die Lungenflügel folgen und sich ausweiten und somit Luft einsaugen.

Exspiration: Das Diaphragma (Zwerchfell) sowie die Muskeln der Zwischenrippenmuskulatur erschlaffen und das Volumen des Brustraums verkleinert sich. Durch die elastischen Kräfte verringert somit auch das Volumen der Lungenflügel auf ihr Normalniveau.

Die Atembewegungen werden durch das Atemzentrum im verlängerten Rückenmark (Medulla Oblongata) gesteuert. Maßgebend für die Regulierung der Atembewegungen ist der Kohlendioxidgehalt des Blutes, der mit Chemorezeptoren gemessen wird[7].

3.1.2.2 Das Herz – Zirkulation

Das Herz im menschlichen Körper fungiert als Pumpe und stellt somit die Zirkulation sicher. Das Herz befindet sich im Mediastinum. Circa zu zwei dritteln im Linken und zu einem drittel im rechten Teil des Thorax. Es wird durch das Sternum durch äußere Gewalt geschützt. Das Herz ist ein Muskel, der aus glatter und gestreifter Muskulatur besteht. Anatomisch gesehen besteht das Herz aus den beiden Vorhöfen (Atrien) und den beiden Herzkammern (Ventrikeln). Verschlossen werden diese durch verschiedene Klappen.

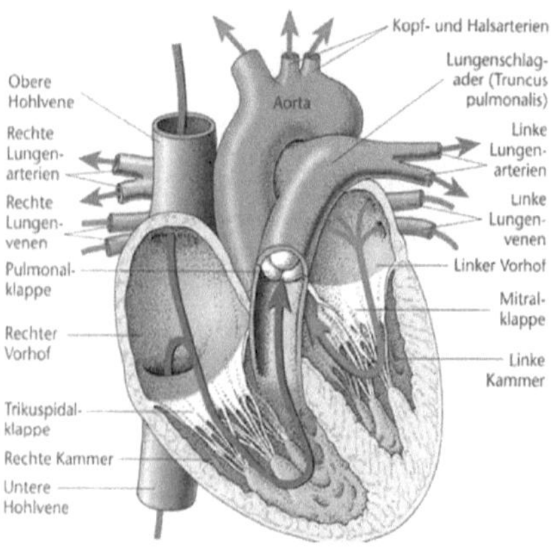

Abbildung 3: Das menschliche Herz (Quelle: ohne Autor, ohne Jahresangabe, http://www.rasanthaus.de/lehrer/sites/medizin/pics/herz.png Zugriff: 15.04.16)

Die Aufgabe der Atrien besteht darin, Blut zu sammeln, sodass die Ventrikel schnell und ohne Verzögerungen in der Hämodynamik mit Blut gefüllt werden können. Die Aufgabe der Ventrikel liegt darin bei jeder Kontraktion das Blut weiter zu pumpen. Diese Kontraktionen bewirken eine schnelle Druckerhöhung

[7] vgl. König P., Lipp A.; Lehrbuch für Forschungstaucher; Seite 2 f.; 2007

und sind als Pulswelle deutlich spürbar. Der so entstehende Maximaldruck entspricht dem systolischen Blutdruck und spiegelt die Qualität des Blutflusses wider. Der Gegensatz zur Systole ist die Diastole und beschreibt den herrschenden Druck im Herzen, der während der Ventrikelfüllphase vorherrscht. Somit stellt der diastolische Blutdruck auch einen indirekten Parameter für den Gefässwiederstand dar. In der diastolischen Phase versorgt das Herz sich auch selber mit Sauerstoffreichem Blut.

Beginnend von der oberen Hohlvene tritt das Blut im rechten Atrium ein und übergibt es dem rechten Ventrikel. Dieser übergibt das Blut an die Lungenarterie zur Oxygenierung. Das hierbei nach der Oxygenierung zurückkommende Blut wird über die Lungenvene dem linkten Atrium zugeführt, wo es nach der Passage des linken Ventrikels der Aorta übergeben wird und von dort in den Körperkreislauf zurück fließt[8].

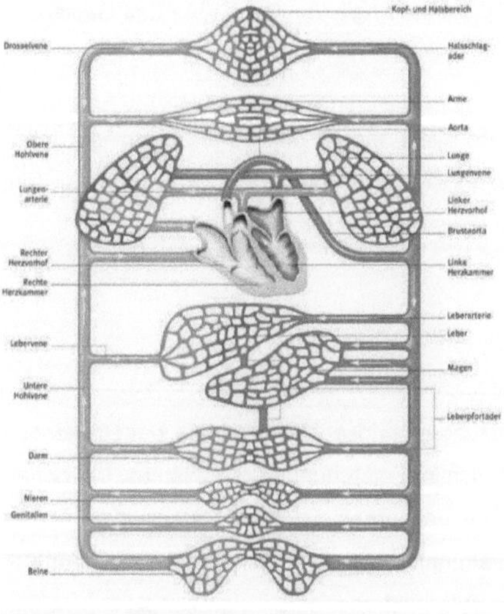

Abbildung 4: Einfache Schematisierung des Körperkreislaufs; (Quelle: ohne Autor, ohne Jahresangabe, http://www.jameda.de/gesundheits-lexikon/bilder/big/524865.jpg), Zugriff 15.04.16

3.2 Pathophysiologie

Bei einem Thoraxtrauma können mit einer hohen Wahrscheinlichkeit die physiologischen Vorgänge der Ventilation und Zirkulation betroffen sein. Die Folgen dieser Beeinträchtigungen können unter anderem, eine nicht ausreichende Sauerstoffversorgung der Organe, Gewebe und Zellen hervorrufen. Um die pathophysiologischen Vorgänge differenzierter zu be-

[8] vgl. NAEMT; 2009; S. 169

trachten, unterscheidet der Verfasser hier penetrierende von stumpfen Verletzungen des Thorax.

3.2.1 Penetrierende Thoraxverletzungen

Der Wirkungsmechanismus von penetrierenden Thoraxverletzungen ist leicht verständlich. Hier durchstoßen Objekte unterschiedlichster Größen die Thoraxwand und dringen in die Brusthöhle ein. Dabei besteht eine große Gefahr, dass intrathorakale Organe verletzt werden[9]. Der Verletzungsgrad ist abhängig davon, welche Energie, wie stark, auf den Thorax eingewirkt hat. Bei Stich- oder Pfählungsverletzungen ist die aufgebrachte Energie im Gegensatz zu einer Schussverletzung relativ gering. Hier werden die kritischen Verletzungen jedoch durch Klingenschnitte oder Durchbohrungen verursacht. Eine wesentlich höhere Energie tritt bei Schussverletzungen auf. Hier ist sie abhängig von der Größe und Geschwindigkeit des Geschosses.

Bei penetrierenden Thoraxverletzungen entsteht meist, neben den Verletzungen der Intrathorakalen Organe, ein Pneumo- oder Hämatothorax. Beide werden nachfolgend unter dem Punkt „Verletzungsmuster beim Thoraxtrauma“ vorgestellt.

3.2.2 Stumpfe Thoraxverletzungen

Die Auswirkungen von stumpfen Thoraxverletzungen sind ähnlich der des penetrierenden Verletzungsaktes. Der unterschied besteht lediglich im Entstehungsmechanismus. Bei penetrierenden Verletzungen, wie zum Beispiel dem Durchbohren mit einer Metallstange, ist der Entstehungsmechanismus klar ersichtlich. Bei stumpfen Verletzungen hingegen verläuft der Entstehungsmechanismus nicht so direkt ab, sondern ist eher eine Folge von Kettenreaktionen.

Beim stumpfen Thoraxtrauma wirkt eine stumpfe Energie, wie zum Beispiel beim Aufprall auf einen Felsen, auf den Brustkorb ein und wird auf die folgenden Organe abgeleitet. Hierbei kann es zu Verletzungen der Blutgefässe und Gewebe, sowie zu Einblutungen kommen. Weiter kann eine stumpfe Verletzung des Thorax in Rippen- oder Sternumfraktur enden, welches wieder neue Gefahren für den Patienten verursacht.

[9] vgl. NAEMT, 2009, S. 274

Je nach aufgebrachter Energie kann ein stumpfes Thoraxtrauma dazu führen, dass das Rippenfell reist und der Patient analog zu einer penetrierenden Verletzung unter einem Pneumo- oder sogar Spannungspneumothorax leidet. Durch gebrochene Rippen ist die Gefahr von massiven Lungenverletzungen relativ hoch. Ein durchstoßen der Lunge durch eine Rippe führt wiederrum zu einem Pneumo- oder Hämatothorax. Selbst das durchstoßen der Brustwand durch gebrochene Rippen ist möglich. In besonders schweren Fällen des stumpfen Thoraxtrauma ist es sogar möglich, dass große Gefäße des Brustkorbes ein- oder zerreißen. Hier entstehen unkontrollierte Blutungen, die in der Präklinik nicht behandelt werden können. Solch schwerwiegende Verletzungen führen daher oft zum Tode des Patienten[10].

3.2.3 Verletzungsmuster und deren Behandlung beim Thoraxtrauma

3.2.3.1 Rippenfrakturen

Die Rippen sind als knöcherner Teil des Thorax zusätzlich von der darüber liegenden Muskulatur geschützt. Dennoch sind Rippenfrakturen bei Thoraxtraumata häufig vorzufinden.

Hierbei muss zwischen einzelnen Rippen unterschieden werden. Die oberen Rippen sind vom Volumen wesentlich stärker als die in der Mitte oder am Ende. Zudem sind sie durch die Muskeln des Schultergürtels hervorragend geschützt. Bei Frakturen der oberen Rippen muss besonders auf weitere schwerwiegende Verletzungen geachtet werden. Die häufigsten Rippenfrakturen findet man im Bereich der 4. bis 8. Rippe. Hier ist besonders darauf zu achten, dass diese sehr dünn sind und von weniger Muskelgewebe umgeben sind. Knochenfragmente können daher leicht umliegende Muskeln und Lungengewebe schädigen. Frakturen der unteren Rippen sind wieder seltener, bedürfen aber besonderer Vorsicht, da sie Verletzungen der Leber oder Milz zur Folge haben können[11].

Die Symptome einer Rippenfraktur oder Rippenserienfraktur liegen daher auf der Hand. Zum einen wird der Patient über mäßige bis starke Schmerzen im Thorax klagen und über Kurzatmigkeit bis hin zur Dyspnoe klagen. Bei der manuellen Untersuchung des Patienten können Einblutungen der Haut und eine Instabilität des Thorax auffallen. Weiterhin sollte der Thorax auskultiert werden um die Differentialdiagnose des Pneumothorax auszuschließen.

Die Behandlung einer Rippenfraktur sollte folgende Aspekte aufweisen: Der Patient sollte möglichst Erschütterungsfrei gelagert werden. Er sollte per Pulsoxymetrie überwacht werden und ggf. die Gabe von Sauerstoff vorgenommen werden. Die Kontrolle der Atemfrequenz ist

[10] vgl. NAEMT; 2009; Seite 274 f.
[11] vgl. NAEMT; 2009; Seite 276

hier ebenso sehr wichtig. Weiterhin sollte der Patient entsprechend der Schmerzen analgesiert werden. Eine regelmäßige wiederholende Überprüfung des Patienten ist wichtig um mögliche Verschlechterungen frühzeitig zu erkennen und rechtzeitig entsprechende Maßnahmen zu ergreifen.

3.2.3.2 Pneumothorax

Wie bereits unter dem Punkt Anatomie des Thorax beschrieben, befindet sich im normalfall zwischen den beiden Pleuramembranen kein Raum. Die beiden Pleuramembranen werden durch einen dünnen Flüssigkeitsfilm voneinander getrennt und durch Oberflächenspannung aneinander gezogen. Führt nun eine Verletzung, zu einem Lufteintritt in den Pleuraspalt, können die Adhäsionskräfte der beiden Membranen nicht aufrecht erhalten werden. Die Folge daraus ist letztlich das kollabieren der Lunge auf der betroffenen Seite.

Die Medizin unterscheidet hierbei drei mögliche Pneumothoraxtypen, die nach ihrem Schweregrad wie folgt aufgeteilt werden:

3.2.3.2.1 einfacher Pneumothorax

Der einfache Pneumothorax bedeutet, dass sich lediglich Luft im Pleuraspalt befindet und mit steigender Luftmenge im Pleuraspalt, dass kollabieren der betroffenen Lungenseite wahrscheinlicher wird.

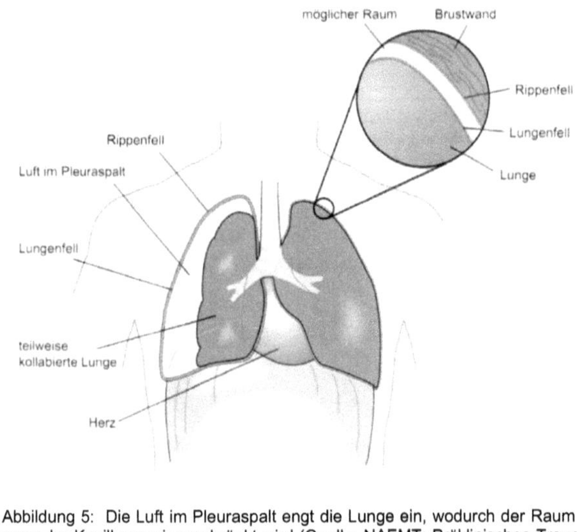

Abbildung 5: Die Luft im Pleuraspalt engt die Lunge ein, wodurch der Raum abnimmt und die Sauerstoffversorgung der Kapillaren eingeschränkt wird (Quelle: NAEMT; Präklinisches Traumamanagement; München: Elsevier GmbH, 2009, S. 278)

Die Symptome eines Pneumothoraxes sind einer Rippenfraktur ähnlich. Der Patient klagt über Schmerzen im Thorax sowie über Kurzatmigkeit oder Dyspnoe. Auskultatorisch wird sich ein abgeschwächtes Atemgeräusch auf der betroffenen Seite zeigen. Hier allerdings eher an der Lungenspitze als in der Lungenmitte. Zu dem abgeschwächten Atemgeräusch zeigt sich in der Regel auch ein hypersonorer Klopfschall.

Sollte sich der Pleuraspalt kontinuierlich mit Luft füllen, ohne dass Luft entweichen kann, besteht die Gefahr eines Spannungspneumothoraxes, der sich innerhalb kürzester Zeit zu einem lebensbedrohlichen Zustand entwickeln kann.

Die Behandlung eines Pneumothoraxes ist wie die einer Rippenfraktur relativ simpel. Neben des lückenlosen Monitorings (EKG, Pulsoxymetrie und Blutdruck) des Patienten muss dieser mit Sauerstoff versorgt werden. Ein intravenöser Zugang und Analgesierung, sowie die Bereitschaft zur Entlastungspunktion oder Thoraxdrainage sollte aufgrund der stetigen Gefahr eines Spannungspneumothorax schnellstmöglich erfolgen. Die Lagerung des Patienten ist ereignisbedingt vorzunehmen. Sollte kein Verdacht auf Verletzungen der Wirbelsäule bestehen, ist der Patient bevorzugt Oberkörperhoch zu lagern.

Der Vorgang der Entlastungspunktion oder Anlage einer Thoraxdrainage wird im nachfolgenden Kapitel erörtert.

3.2.3.2.2 offener Pneumothorax

Beim offenen Pneumothorax wurde durch ein Ereignis die Brustwand verletzt und eine Verbindung nach Außen hergestellt. Auch hier tritt Luft in den Pleuraspalt ein und bewirkt das zusammenfallen der Lunge. Die Besonderheit beim offenen Pneumothorax ist jedoch, dass die Luft von außen in den Pleuraspalt eindringt. Bei den Atembewegungen des Patienten erweitert sich die Brusthöhle und es entsteht ein Unterdruck. Durch diesen entstehenden Unterdruck strömt Luft von außen in den Pleuraspalt ein. Je nach Größe der Verletzung tritt die Aussenluft in den Pleuraspalt ein und wieder aus. Diese Wunden werden „Sucking Chest Wound", in Deutsch „atmende Brustwunde" genannt. Ist das entweichen der Luft aus dem Pleuraspalt nicht mehr möglich, so besteht die akute Gefahr eines Spannungspneumothoraxes.

Ein Patient mit offenem Pneumothorax präsentiert sich mit akuter Dyspnoe und einer erhöhten Herzfrequenz. Zudem ist er ängstlich und ggf. tachypnoeisch. Er hat eine entsprechende offene Wunde am Thorax, die bei der Inspiration Sauggeräusche verursacht und bei der Exspiration ein blubberndes Geräusch von sich gibt.

Bei der Versorgung eines offenen Pneumothoraxes ist die offene Wunde schnellstmöglich abzudecken, um einen weiteren Luftfluss durch die Wunde zu verhindern. Hier ist darauf zu achten, dass die Wunde nicht vollständig geschlossen ist, sondern möglichst nur an drei Seiten verklebt wird. Diese Art von Wunderverband nennt sich Konklusionsverband. Dank dieser Maßnahme ist es möglich, dass keine weitere Luft in den Pleuraspalt eindringt, jedoch vorhandene leichter entweichen kann. Weiter ist der Patient vollständig zu Monitorisieren (EKG, SpO_2, RR). Die Gabe von Sauerstoff sowie die Anlage eines intravenösen Zugangs ist hier obligat.

Da aufgrund des Unfallmechanismus davon ausgegangen werden muss, dass nicht nur die Brustwand, sondern auch die Lunge eine Verletzung davon getragen hat, besteht das Problem, dass beidseitig Luft in den Pleuraspalt eindringen kann. Somit ist die Gefahr eines plötzlichen Spannungspneumothoraxes jederzeit gegeben. Es ist daher die Bereitschaft zur Entlastungspunktion oder Anlage einer Thoraxdrainage dringend empfohlen[12].

Das Vorgehen zur Entlastungspunktion oder der Anlage einer Thoraxdrainage wird im nachfolgenden Kapitel genau erörtert.

3.2.3.2.3 Spannungspneumothorax

Der Spannungspneumothorax ist einer der gefährlichsten und lebensbedrohlichsten Traumafolgen. Wie bei einem Pneumothorax dring Luft in den Pleuraspalt ein und verursacht so das zusammenfallen des Lungenflügels der betroffenen Seite. Beim Spannungspneumothorax hingegen entsteht ein Ventilmechnismus, der dass entweichen der eingeschlossenen Luft verhindert[13]. Somit führt dies zu einer kontinuierlichen Druckerhöhung im Thorax und folglich zu einem progedienten Kollaps der Lunge und einer Verschiebung des Mediastinums zur Gegenseite. Die Folgen dieser Verschiebung sind unter anderem die Kompression der unverletzen Lunge, tiefere Absenkung des Diaphragmas, einer Lageänderung des Herzens und somit zu einer Einflussstauung der Vena Cava. Folgen der Lageänderung des Herzens sind Rhythmusstörungen, eingehend mit einem Blutdruckabfall und Tachycardie. Die Folge der Einflussstauung sind gestaute Halsvenen. Zudem ist mit der Bildung eines Hautemphysems zu rechnen[14]. Da die verletzte Lunge gänzlich kollabiert ist, findet in ihr auch kein weiterer Gasaustausch statt und dies führt zu einer Hypoxie.

---

[12] vgl. NAEMT; 2009; Seite 278 f.
[13] vgl. Ellinger K.; 2011; Seite 519
[14] vgl. Striebel H.W.; 2009, Seite 505

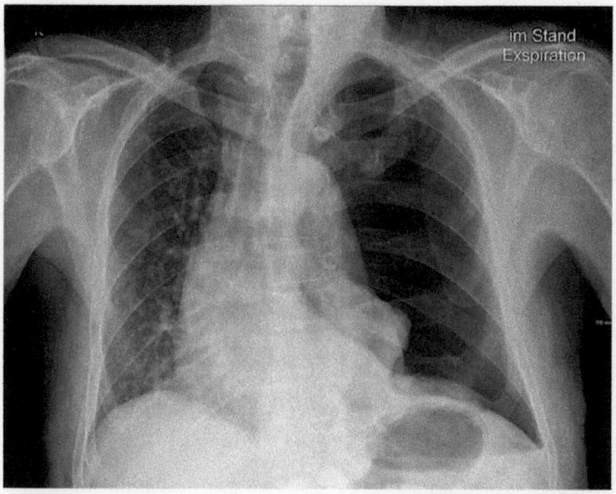

Abbildung 6: Spannungspneumothorax li; Röntgenaufnahme im Stand bei der Exspiration (Quelle: ohne Autor, ohne Jahresangabe, https://upload.wikimedia.org/wikipedia/commons/3/30/Spannungspneu%2BDrainage.png, Zugriff 19.04.2016)

Generell beklagen die Patienten Brustschmerzen und Kurzatmigkeit bis zur Dyspnoe und Zyanose. Es zeigt sich ein abgeschwächtes oder völlig verschwundenes Atemgeräusch der betroffenen Seite. Ein hypersonorer Klopfschall der betroffenen Seite ist wahrnehmbar. Aufgrund des stetig zunehmenden intrathorakalen Drucks, wird sich das Mediastinum zur Gegenseite verschieben. Ist dieser Vorgang fortgeschritten wird der Patient gestaute Halsvenen zeigen, Tachycard und hypoton sein. Weiter wird sich ein Hautemphysem entwickeln.

Die Behandlung dieses akut lebensbedrohlichen Zustands hat oberste Priorität. Neben dem vollständigen Monitoring (EKG, SpO_2, RR) ist der Patient mit hochkonzentriertem Sauerstoff und einer Infusion, nebst Analgesie, zu versorgen. Je nach Gesamtzustand des Patienten ist über eine Narkotisierung und Intubation des Patienten nachzudenken. Ohne Intervention des Spannungspneumothorax führt dieser Zustand unweigerlich zum Tode des Patienten. Eine Entlastungspunktion oder Thoraxdrainage ist hier das einzige Mittel zur Stabilisierung des Patienten.

Das Vorgehen zur Entlastungspunktion oder der Anlage einer Thoraxdrainage wird im nachfolgenden Kapitel genau erörtert.

3.2.3.3 Hämatothorax

Im Gegensatz zum Pneumothorax befindet sich beim Hämatothorax keine Luft, sondern Blut im Pleuraspalt. Das mögliche Gesamtvolumen des Pleuraspaltes beträgt ca. 2500-3000ml. Somit kann eine Einblutung in den Pleuraspalt zu einem massiven Blutverlust führen. Die Folge des Blutverlustes ist eine akute Hypovolämie im Kreislaufsystem und daraus resultierend ein hämorhagischer Schock. Somit ist der Blutverlust wesentlich gefährlicher als das Kollabieren einer Lunge. Nur in den seltensten Fällen sammelt sich so viel Blut im Pleuraspalt, dass sich ein Spannungspneumothorax bildet. Oftmals geht ein Hämatothorax einher mit einem Pneumothorax, aus dem sich die weiteren Komplikationen wie Spannungspneumothorax ergeben können.

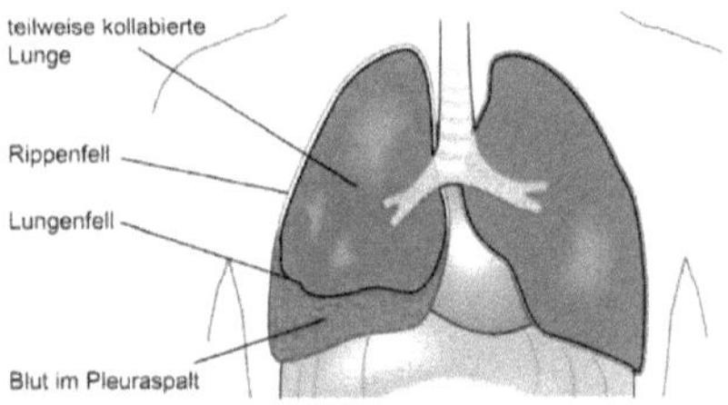

Abbildung 7: Hämatothorax; Quelle: NAEMT; Präklinisches Traumamanagement; München: Elsevier GmbH, 2009, S. 282

Als markante Symptome zeigen sich ein akuter Brustschmerz und Tachypnoe. Die Symptome eines Schockgeschehens (blasse Haut, Verwirrtheit, Tachycardie und Hypotension) dürfen nicht vernachlässigt werden. Auf der betroffenen Seite zeigt sich ein abgeschwächtes Atemgeräusch und ein dumpfer Klopfschall[15].

Patienten mit einem Hämatothorax werden vollständig monitorisiert (EKG, SpO_2, RR) und mit hochkonzentriertem Sauerstoff sowie eines venösen Zugangs mit Infusion versorgt. Gegen die Schmerzen ist der Patient zu analgesieren. Je nach Zustand des Patienten ist es ggf. nötig ihn zu narkotisieren. Aufgrund der Blutung und des möglichen großen Volumenverlustes ist ein schneller Transport in eine geeignete Klinik angezeigt.

3.3 Versorgung eines Pneumothorax durch Entlastungspunktion oder Thoraxdrainage

Die Versorgung eines Thoraxtraumas durch eine Entlastungspunktion oder Thoraxdrainage sollte bei jedem Verdacht auf Spannungspneumothorax durchgeführt werden. Nachfolgend werden die Techniken genauer vorgestellt.

3.3.1 Entlastungspunktion

Die Entlastungspunktion wird im zweiten oder dritten Interkostalraum durchgeführt. Hierzu wird mit einer Venenverweilkanüle entsprechend der Medioklavikularlinie der obere Rand der

[15] vgl. NAEMT; 2009; S. 282

entsprechenden Rippe punktiert, bis die Spitze auf die Rippe trifft. Nach dem Knochenkontakt wird die Verweilkanüle leicht kranial vorgeschoben und der Stahlmandrin entfernt. Damit die gewünschte Punktion auch zeitnah ihren Erfolg zeigt, sollten grosslumige Venenverweilkanülen (10-16 Gauge) verwendet werden.

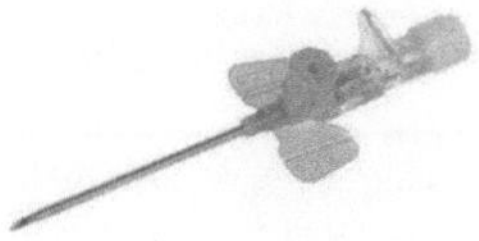

Abbildung 8: 16 Gauge Venenverweilkanüle (Quelle: ohne Autor, ohne Jahresangabe, http://www.praxy.de/media/catalog/product/cache/1/image/9df78eab33525d08d6e5fb8d27136e95/i/m/image_505.jpg Zugriff: 19.04.16)

Die Punktion des unteren Rippenrand sollte vermieden werden, da dort die Arteria, Vena sowie der Nervus intercostalis verlaufen.

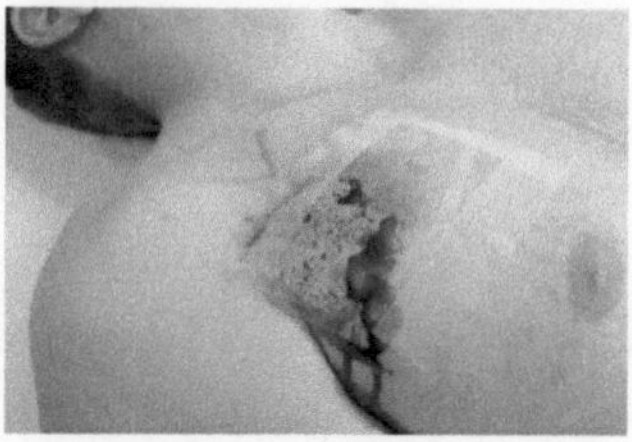

Abbildung 9: Entlastungspunktion bei einem offenen Pneumothorax mit Konklusionsverband (Quelle: ohne Autor, ohne Jahresangabe, http://shop.med1plus.de/WebRoot/Store11/Shops/ed92e4ee-3d04-4168-be67-43537718f1af/54F9/42C8/AE2D/BABC/18F4/0A48/3539/114F/142655797700.png, Zugriff: 19.04.16)

Nach der Entlastungspunktion sollte zeitnah eine Thoraxdrainage erfolgen. Sollte dies nicht möglich sein, lässt sich mit einem Fingerling oder abgeschnittenen Finger eines Handschuhs ein Ventil herstellen. Der Fingerling muss an das Ende der Verweilkanüle befestigt und am anderen Ende eingeschnitten werden, damit bei der Exspiration die Luft entweichen kann. Durch das abknicken des Fingerlings kann keine Luft während der Inspiration durch die Verweilkanüle in den Thorax dringen. Dieser Vorgang ist besonders beim spontan atmenden Patienten wichtig. Bei intubierten und beatmeten Patienten ist dieser Mechanismus zweitrangig, da der Patient mit Überdruck beatmet wird.

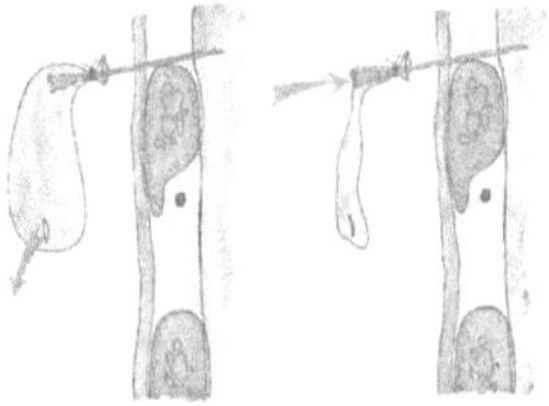

Abbildung 10: Entlastungspunktion beim Spontanatmenden Patienten mit Ventilmechanismus (Quelle: Striebel Hans Walter; Anästhesie, Intensivmedizin, Notfallmedizin für Studium und Ausbildung; Schattauer Verlag GmbH, Stuttgart; 2009; Seite 506)

Die Entlastungspunktion bei einem Spannungspneumothorax stellt eine invasive Massnahme dar und birgt daher auch einige Risiken:

- Es besteht die Gefahr, dass die Nadellänge der Venenverweilkanüle nicht ausreicht.
- Wird die Medioclavicularlinie zu weit links punktiert, besteht die Gefahr der Verletzung des Herzens oder großer Gefäße.
- Sollte die Diagnose des Spannungspneumothorax falsch sein, besteht die Gefahr eines selbst verursachten Pneumothorax.
- Bei nicht ausreichender Desinfektion der Punktionsstelle droht eine Infektion[16].

3.3.2 Thoraxdrainage

Eine Thoraxdrainage ist ein Ableitungssystem zur Ableitung von Flüssigkeiten oder Luft aus dem Thorax. Als absolute Indikation einer Thoraxdrainage zählt der Spannungspneumothorax. Als relative Indikation zählen der Pneumothorax, eine Rippenserienfraktur, ein Hautemphysem und der Hämatothorax[17].

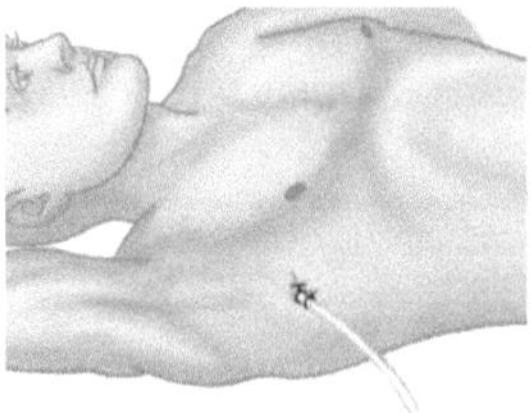

Abbildung 11: Thoraxdrainage (Quelle: ohne Autor, ohne Jahresangabe, http://www.wp12032345.server-he.de/webop/wp-content/uploads/97-7.jpg, Zugriff 21.04.2016)

[16] vgl. Campbell et al., keine Jahresangabe: S. 146 f.
[17] vgl. Westphalen et al., 2016

Die Thoraxdrainage ist ein Katheter der zwischen dem vierten und fünften Intercostalraum, der mittleren oder hinteren Axillarlinie, bei einer Minithorakatomie eingebracht wird. Unter dem Begriff der Minithorakatomie wird eine ca. 3-4 cm lange Inzäsion an der Axillarlinie verstanden. Nach der Öffnung wird oberhalb der Rippe mit einer Schere ein Kanal erweitert und ausgebildet, bis der Pleuraspalt erreicht ist. Jetzt wird der Katheter digital in die Inzäsion eingeführt bis Luft entweicht und der Katheter mit einer Hautnaht befestigt. Am anderen Ende des Katheters wird in der Präklinik überwiegend ein Heimlichventil angeschlossen. Das Heimlichventil ermöglicht, das aus- aber nicht das eintreten von Luft[18].

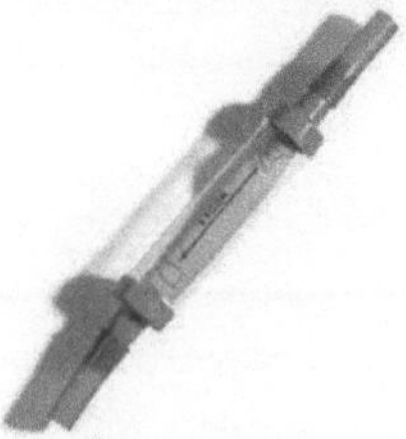

Abbildung 12: Heimlilchventil (Quelle: ohne Autor, ohne Jahresangabe, https://www.vygon.de/images/G_08066910B.jpg, Zugriff 21.04.16)

4 Diskussion & Fazit

Nach dem soeben erfolgten theoretischen Teil der Arbeit, wird im folgenden Abschnitt die Diskussion und Lösung der Fragestellung bearbeitet. Hierzu wird der Abschnitt in die Teile Diskussion und Fazit unterteilt.

4.1 Diskussion

Aufgrund der Situationsbeschreibung ist die Verdachtsdiagnose des Spannungspneumothoraxes gegeben. Mehrere Symptome zeigen das deutliche Bild eines Spannungspneumothoraxes. Der anwesende Notarzt entschied sich hier direkt für eine Thoraxdrainage. Somit handelte er entgegengesetzt zum zu diesen Zeitpunkt gültigen S3-Traumaleitlinie der deutschen Gesellschaft für Unfallchirurgie e.V.

Die Leitlinie der Deutschen Gesellschaft für Unfallchirurgie e.V. mit dem Titel „S3- Leitlinie Polytrauma / Schwerstverletzten-Behandlung“ empfohl für den vorliegenden Fall des Thora-

[18] vgl. Striebel, 2009, Seite 505 f.

xtrauma mit Spannungspneumothorax die direkte Entlastung des Thorax mittels einer Nadeldekompression. Sie empfohl bis zur Neuauflage im September 2016 die Entlastung mittels einer Venenverweilkanüle vorzunehmen. Erst nach erfolgter Entlastungspunktion wurde die Anlage einer Pleuradrainage empfohlen[19].

Im September 2016 erschien die Neufassung der S3-Leitlinie, der Deutschen Gesellschaft für Unfallchirurgie e.V.. In dieser weicht sie von der ursprünglichen Empfehlung allerdings leicht ab. In einer Untersuchungsreihe an Schweinen lag die Misserfolgsrate einer Entlastung bei 58%, da es innerhalb von 5 Minuten nach der Einlage zu sekundären Fehlfunktionen durch Abknickung, Verstopfung und Dislokationen kam.

Weitere Studien kamen zudem zum Schluss, das die durchgeführten Nadelkompressionen in vielen realen Fällen nicht erfolgreich waren. Als Grund dafür wird angenommen, dass die Nadel nicht tief genug platziert werden konnte oder sie nach kurzer Zeit eine Dislokation zeigte. Eine Studie von Barton bescheinigte, dass in 40% der untersuchten Fälle (32 von 123) die Nadelkompression wegen fehlender Wirksamkeit durch eine Drainage ersetzt oder ergänzt werden musste.[20]

Die Deutsche Gesellschaft für Unfallchirurgie e.V. empfiehlt weiterhin die Entlastungspunktion, insbesondere in beengten oder unübersichtlichen Umständen, als erste Massnahme durchzuführen und zeitnah durch eine Thoraxdrainage zu ersetzen. Im Gegensatz zur Fassung aus dem Jahre 2011, empfiehlt Sie in der aktuellen Fassung Nadeln mit einem grossen Lumen und einer Nadellänge von mindestens 45 mm zu verwenden.[21] Die Nachfolgenden Absätze dieser Arbeit zeigen zudem weitere Komplikationen bei der Verwendung von Venenverweilkanülen.

Im Rettungsdienst der Sanität Oberwallis und dem der Air Zermatt gibt es keine speziellen Nadeln zur Thoraxdekompression. Auf dem Notarzteinsatzfahrzeug und Hubschrauber werden Sets zur Thoraxdrainage bereit gehalten.

In den internen Algorithmen der Sanität Oberwallis wird die Entlastungspunktion mittels Venenverweilkanüle angeordnet. Die Länge des Katheters richtet sich dabei nach der Größe der Kanüle. Im Equipment der Sanität Oberwallis befinden sich die Größen von 22 bis 16 Gauge. Die Ausnahme hier ist der Stützpunkt Goms, dieser verfügt zusätzlich über Venenverweilkanülen mit einer Größe von 14 Gauge.

[19] vgl. Deutsche Gesellschaft für Unfallchirurgie e.V., 2011, S. 61 f.
[20] vgl. Deutsche Gesellschaft für Unfallchirurgie e.V., 2016, S. 78 f.
[21] vgl. Deutsche Gesellschaft für Unfallchirurgie, 2016, S. 79 f.

Die Kanülen- und Katheterlängen werden in nachfolgender Tabelle aufgezeigt:

Grösse	Kanülenlänge	Katheterlänge
14 Gauge – Orange	5,0 cm	5,6 cm
16 Gauge – Grau	5,0 cm	5,4 cm
17 Gauge - Weiss	4,5 cm	4,9 cm
18 Gauge – Grün	4,5 cm	4,8 cm
20 Gauge – Rosa	3,3 cm	3,5 cm
22 Gauge – Blau	2,5 cm	2,7 cm

Tabelle 1: Längen der Kanüle und Katheter einer Venenverweilkanüle (Quelle: eigene Erstellung, 2016)

Auf dem Markt sind allerdings verschiedene Nadeln zur Thoraxdekompression verfügbar. Die Nadeln verfügen über einen längeren Mandrin und sind mit ihren Grössen von 10 bis 14 Gauge grösser als Venenverweilkanülen. Des weiteren ist die Beschaffenheit des Katheters wesentlich stärker ausgebildet, als bei Venenverweilkanülen.

Als Beispiele für entsprechende Nadeln werden hier folgende genannt:

- ARS Needle, verfügbar als ARS Needle Dekompressions-Kit für ca. 30 CHF pro Stück. Nadellänge 8.25 cm[22]
- Angiocath 14G, einzeln verfügbare Spezialkanüle zur Nadeldekompression mit einer Länge von 8,3 cm, Preis ca. 7 CHF pro Stück
- T-Pack Dekompressionsnadel, Spezialkanüle zur Nadeldekompression mit einer Länge von 8,3 cm und einem wesentlich stärkerem Material als Venenverweilkanülen, zu einem Preis von ca. 19 CHF pro Stück[23]

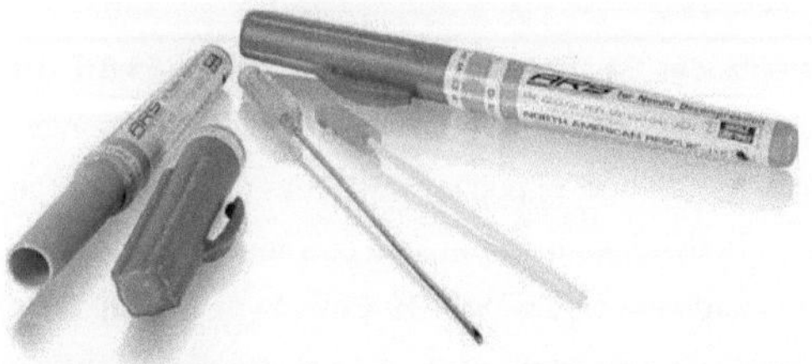

Abbildung 13 ARS Needle (Quelle: ohne Autor, https://www.narescue.com/ars-for-needle-decompression-3-25-in, Zugriff 04.10.16)

Da es, wie soeben genannt, ja spezielle Nadeln zur Thoraxdekompression gibt, stellt sich die Frage, warum der Rettungsdienst der Sanität Oberwallis nicht über diese verfügt. Zur Erklärung wird hier die relativ seltene Benutzung und der relativ hohe Preis, im Gegensatz zu dem

[22] vgl. Medical Sales Consulants, 2014, S. 1
[23] vgl. Lifeguard Emergency Products, 2015, S. 117

einer Venenverweilkanüle genannt. Funktioniert die Thoraxdekompression mit einer Venenverweilkanüle denn zuverlässig?

Per se ist dieses zu verneinen, da sie aufgrund der Materialbeschaffenheit einer, nicht für diese Aufgabe konstruiert wurde. Die Wanddicke des Katheters ist nicht ausreichend und es besteht die Gefahr, dass der Katheter im Thorax abknickt. Nach einem Knick ist ein Transport von Luft nicht mehr möglich. Eine weitere Komplikation liefert die Katheterlänge, denn diese ist mit 5,0 cm bei 14 Gauge oftmals zu kurz um eine Entlastung herbei zu führen. Zudem besteht bei der Venenverweilkanüle das Problem, dass sie nicht über ein Ventil oder Saugsystem verfügt. Ohne aktives eingreifen des Fachpersonals ist bei einer erfolgreichen Punktion die Entlastung nicht vollständig gewährleistet.

Das Universitätsklinikum Greifswald ist der Frage nach der Punktion mittels Venenverweilkanüle im Rahmen einer SHIP Studie nachgegangen. Mit dem Titel „Investigation of chest wall thickness for the assesment of adequate cathether length for needle decompression of tension pneumothorax" wurde ab 1997 geforscht. Im Jahr 2008 wurde die Forschung mit Hilfe von Ganzkörper MRTs und kontrastmittelorientierten Untersuchungen erweitert[24]. Die Ergebnisse der bildgebenden Untersuchungen wurden erfasst und führten dabei zu dem Ergebnis, dass bei mindestens 45% der Patienten die Thoraxwanddicke über 5cm liegt und somit die Punktion der Pleura nicht mehr möglich ist[25].

Die durchschnittliche Thoraxwanddicke eines Menschen wird in der Studie mit 5,1cm (Thoraxwand und Fettgewebe) angegeben. Bei Frauen kommt es zu einer signifikanten Erhöhung der Thoraxwand. Der Anteil von Frauen mit einer Thoraxwanddicke von mehr als 5cm beträgt 53,6%[26].

Somit ergibt sich, dass bei mindestens 45% der Bevölkerung, insbesondere bei 53,6% der weiblichen Bevölkerung die Thoraxentlastungspunktion mit einer Venenverweilkanüle nicht möglich ist. Da nach einer aktuellen Studie der „School of public Health" des Imperial College of London mit dem Titel „Trends in adult body-mass index in 200 countries from 1975 to 2014: a pooled analysis of 1968 base measurement studies with 19,2 million participants" die Fettleibigkeit der Weltbevölkerung kontinuierlich zunehmen wird, muss davon ausgegangen werden, dass sich die Thoraxwanddicke in den nächsten Jahren und Jahrzehnten weiter erhöhen wird[27].

---

[24] vgl. Hecker M., 2015, S. 9 f.
[25] vgl. Hecker M., 2015, S. 18
[26] vgl. Hecker M., 2015, S. 27
[27] vgl. Ezzati M., 2016, S. 1 ff.

Gegenstudien zur aktuellen Untersuchung der Universität Greifswald sind leider nicht erhältlich. Zudem ist eine Benennung von Zahlen in denen eine Entlastungspunktion mittels Venenverweilkanüle erfolgreich oder nicht erfolgreich war ebenso nicht möglich. Es werden hierzu keine entsprechenden Evaluationsverfahren durchgeführt.

Die Thoraxdrainage hingegen bildet zur Versorgung dieser Patienten den Goldstandard und ist „Good Clinical Practice“ bewährt. Die somit evidenzbasierte Einlage einer Thoraxdrainage ist der sicherste und einfachste Weg zur Stabilisierung des Patienten. Nach dem Wissen des Verfassers gibt es keine Klinik in der ein Patient mit einer Braunüle im Thorax auf die Intensivstation gebracht wird.

Zudem verfügt die Thoraxdrainage über ein grösseres Lumen und wird an ein Saugsystem für Luft und Sekrete angeschlossen. Dank dieses Saugsystems ist eine schnelle und kontrollierte Entlastung des Thorax möglich.

In der präklinischen Praxis wird hierfür ein Heimlich-Ventil verwendet. Das Ventil ermöglicht den schnellen Aus- aber keinen Eintritt von Luft durch die Drainage.

4.2 Fazit

Um die Frage der Arbeit zu beantworten, welches das beste Mittel zur Versorgung eines Thoraxtraumas, insbesondere des Spannungspneumothorax, ist somit die Thoraxdrainage.

Da aber die Kompetenzen der Rettungssanitäter oftmals nur die Entlastungspunktion vorsehen, ist der Versuch der Entlastung der einzige Weg zur Stabilisierung des Patienten. Wie in der Diskussion aber bemerkt funktioniert eine Entlastung nur zuverlässig mit Nadeln zur Thoraxentlastungspunktion und nicht zuverlässig mit den üblichen Venenverweilkanülen. Hier ist die dringende Empfehlung zur Anschaffung gegeben.

Sollte aber wie beim beschriebenen Fall, ein Notarzt auf Platz sein, ist die Anlage einer Thoraxdrainage der Goldstandard. Nur sie garantiert die korrekte Entlastung des Thoraxes und somit auch die Stabilisierung des Patienten. Durch eine rasche und sorgfältige Anlage einer Thoraxdrainage, ist die Verschlechterung des Patientenzustands und somit eine mögliche vitale Gefährdung des Patienten abwendbar. Die Deutsche Gesellschaft für Unfallchirurgie berichtet zudem von zwei Studien, in denen die Gesamtbehandlungsdauer der beiden Verfahren untersucht wurde. Die Gesamtbehandlungsdauer zur Beseitigung eines Spannungspneumothorax mittels Entlastungspunktion liegt bei 20,3 Minuten. Die Behandlungsdauer mittels Thoraxdrainage wird mit 25,7 Minuten angegeben. Ein Fazit aus dem Vergleich lässt daher den Schluss zu, dass eine Thoraxdrainage neben den bereits geschilderten Vorteilen auch vom Zeitfaktor her keine gravierenden Nachteile bringt.[28]

Ist eine akute vitale Gefährdung des Patienten bereits präsent, muss abgewogen werden, ob zunächst eine Entlastung mittels Punktion, nicht mehr Zeit verschafft. Hier dürfen allerdings keine Experimente mit Venenverweilkanülen vorgenommen werden, sondern es sollten gleich Nadeln zur Thoraxdekompression verwendet werden.

Nach der Diskussion und dem daraus gewonnenen Fazit ist das vorgehen des anwesenden Notarztes als sehr umsichtig und zielorientiert zu bewerten. Durch die schnelle Anlage der Thoraxdrainage wurde keine weitere Zeit verloren und eine mögliche Vitalbedrohung oder Zustandsverschlechterung des Patienten wurde abgewendet.

[28] vgl. Deutsche Gesellschaft für Unfallchirurgie, 2016, S. 79f.

5 Literaturverzeichnis

NAEMT (Hrsg.) (2009) Präklinisches Traumamanagement. München, Elsevier GmbH, a.a.O.

ELLINGER K. und GENZWÜRKER H. (2011) Kursbuch Notfallmedizin. Köln, Deutscher Ärzteverlag, a.a.O.

STRIEBEL H.-W. (2009) Anästhesie, Intensivmedizin, Notfallmedizin – Für Studium und Ausbildung. Stuttgart, Schattauer Verlag, a.a.O.

HENNE-BRUNS D. (2012) Duale Reihe Chirurgie. Stuttgart, Thieme Verlag, a.a.O.

HECKER M. (2015) Untersuchung der Thoraxwanddicke vor dem Hintergrund gängiger Empfehlungen zur Nadeldekompression des Spannungspneumothorax. Greifswald, Ernst-Moritz-Arndt Universität, a.a.O.

LIPP A., KÖNIG P. (2007) Lehrbuch für Forschungstaucher. Hamburg, Universität Hamburg, https://www.ifm.uni-hamburg.de/education/diver/diver-book.html, Zugriff 19.04.16, a.a.O.

CAMPBELL J.E. (ohne Jahresangabe) Präklinische Traumatologie. https://files.pearsoned.de/ps/ext/9783863265403, Zugriff 19.04.16

WESTPHALEN G. GRAF VON, ANTWERPES F.; Thoraxdrainage http://flexikon.doccheck.com/de/Thoraxdrainage, Zugriff 21.04.16

MEDICAL SALES CONSULTANTS, ARS – Air Release System, 2014, http://www.medicalscg.de/wp-content/uploads/2013/08/MSCA-MSCG-ARS5.pdf, Zugriff 21.04.16

LIFEGUARD EMERGENCY PRODUCTS, Beatmungssysteme, 2015, http://documents.servolight.de/flippingbook/emergencyproducts/files/assets/basic-html/page119.html, Zugriff 21.04.16

DEUTSCHE GESELLSCHAFT FÜR UNFALLCHIRURGIE (2011). S3 Leitlinie Polytrauma /Schwerstverletzten-Behandlung, http://www.awmf.org/uploads/tx_szleitlinien/012-019l_S3_Polytrauma_Schwerverletzten-Behandlung_2015-01.pdf, Zugriff 21.04.16

DEUTSCHE GESELLSCHAFT FÜR UNFALLCHIRURGIE (2016). S3 Leitlinie Polytrauma /Schwerstverletzten-Behandlung, http://www.awmf.org/uploads/tx_szleitlinien/012-019l_S3_Polytrauma_Schwerverletzten-Behandlung_2016-09.pdf, Zugriff 04.10.2016

LANCET – NCD RISK (2016), EZZATI M., Trends in adult body-mass index in 200 countries from 1975 to 2014: a pooled analysis of 1698 population-based measurement studies with 19·2 million participants, http://www.thelancet.com/journals/lancet/article/PIIS0140-6736(16)30054-X/fulltext, Zugriff 05.10.2016

6 Abkürzungsverzeichnis

AF	Atemfrequenz
AMV	Atemminutenvolumen
GCS	Glasgow Coma Scale
HF	Herzfrequenz
Km/h	Kilometer pro Stunde
mmHg	Millimeter Quecksilbersäule (Maßeinheit für den Blutdruck)
ml	Milliliter
m^2	Quadratmeter
P1	Priorität 1 – Einsatz mit Sondersignal
RR	Riva Rocci – Angabe für Blutdruckwerte
SpO_2	partielle Sauerstoffsättigung des Blutes
VAS	subjektive Schmerzskala des Patienten